AF246416

ASSOCIATION ROUENNAISE

POUR LA

PRÉSERVATION DE LA TUBERCULOSE

COMMENT PRÉSERVER SA SANTÉ ?

CONFÉRENCE

FAITE PAR

M. le Docteur Paul HOUDEVILLE

A LA

Colonie de Santé du Mesnil-Esnard

le 29 Mai 1910

ROUEN

IMPRIMERIE LECERF FILS

1910

CONFÉRENCE

FAITE PAR

M. le Docteur Paul HOUDEVILLE,

à la

Colonie de Santé du Mesnil-Esnard, le 29 Mai 1910.

Mesdames,

Messieurs,

L'*Association Rouennaise pour la préservation de la tuberculose*, vous le savez, a pour but, non pas de soigner des tuberculeux (elle ne s'occupe pas du tout des malades), mais de mettre en jeu les différentes ressources de l'hygiène pour limiter le nombre des tuberculeux.

D'autres Sociétés existent pour soigner ces malades.

La nôtre s'occupe principalement de prévenir un mal qui ne désarme pas ; vous pouvez le voir par les statistiques, qui montrent que, tous les ans, la tuberculose fait en France 150,000 victimes.

Peut-être ce chiffre ne vous dit-il pas grand'chose, et si vous en voulez un qui soit plus à votre portée, pensez aux 800 personnes qui meurent par an, à Rouen, victimes de la tuberculose.

Ces 800 personnes peuvent être comparées au défilé d'un régiment entier : revoyez par la pensée ces hommes défilant 4 par 4, avec des officiers et des sous-officiers sur les côtés ; cela dure longtemps.

Or, c'est cette masse d'individus qui succombent annuellement dans notre ville.

C'est vous dire, et on vous l'a déjà dit avant moi, combien le fléau est immense.

Il y a bien longtemps déjà que nous avons eu de grandes calamités publiques comme la guerre franco-allemande de 1870, qui nous a coûté environ 100,000 hommes, ainsi que la guerre meurtrière de Crimée. Les grandes épidémies, comme le choléra en 1856-1857, où il mourut plus de 120,000 personnes, etc., etc.

Ces grandes calamités publiques qui sont enregistrées dans notre histoire n'ont pourtant pas à leur actif un nombre de victimes égal à celui que donne chaque année la tuberculose.

Vous voyez donc que l'on a raison de tout tenter pour combattre ce fléau qui ne désarme pas.

C'est que nous avons à lutter contre un ennemi qui est traître, qui est sournois.

On ne devient pas tuberculeux d'emblée, comme on attrape la scarlatine.

C'est à la suite d'une série de misères qui vous sont venues, c'est par une série de fautes commises contre l'hygiène, que le corps humain devient un terrain favorable au développement du bacille de la tuberculose.

Car cette maladie a un agent spécial, un microbe, le bacille de Koch, découvert en 1882, par ce médecin allemand dont les journaux nous apprennent aujourd'hui même la mort.

Ce microbe est si petit, si petit, qu'il en faut 700 mis bout à bout pour faire un millimètre.

Cela ne l'empêche pas, pour si petit qu'il soit, d'être aussi terrible.

Un tuberculeux qui crache beaucoup émet par jour dans la circulation 1 milliard 200 millions de bacilles de Koch. Et c'est ce qu'il fait souvent tous les jours dans la rue, les maisons, les ateliers, dans les usines, sur les places publiques, dans tous les endroits, en un mot, fréquentés par ses semblables.

On évalue à 3,000 le nombre de personnes tuberculeuses qui circulent à Rouen, et à 800 celles qui meurent par an de la tuberculose.

Ces personnes sont un danger perpétuel pour leurs concitoyens quand elles vont crachant partout et ne se conformant pas aux règles que prescrit l'hygiène des crachats, règles que nous verrons tout à l'heure quand je vous montrerai comment on peut faire la guerre aux bacilles.

Ce qu'il faut surtout, c'est veiller à se maintenir en parfait état de santé, éviter toute cause de déchéance de l'organisme; dans la lutte pour la vie, s'affaiblir, perdre de sa résistance, c'est s'exposer à l'invasion de la graine tuberculeuse qui trouve alors un terrain favorable à l'éclosion du bacille de Koch.

Dans la lutte contre la tuberculose, il ne faut pas envisager seulement la lutte contre le bacille, qui est beaucoup plus fort que nous : nous en sommes débordés, et il ne faut pas songer, avant longtemps du moins, à obtenir du public en général une telle observance des règles de l'hygiène qu'il n'y ait plus de bacilles de Koch mis en liberté.

Il est nécessaire de faire de la bonne prophylaxie et d'arracher aux atteintes du mal les personnes que jusqu'ici il n'a fait que menacer.

C'est là la tendance de la médecine moderne.

Les médecins surtout ont pensé à faire de la prophylaxie, et, plutôt que d'avoir à soigner par exemple comme autrefois des épidémies de variole, où l'on voyait des dizaines de mille de personnes atteintes de la variole, n'est-il pas préférable, par la pratique des vaccinations fréquemment renouvelées, d'empêcher à tout jamais la réapparition du mal.

En 1870, dans l'armée allemande, le nombre des victimes causées par la variole ne s'élevait qu'à 300, tandis que dans l'armée française il était de plusieurs milliers.

Si tous nos soldats avaient été vaccinés comme l'étaient les soldats de l'armée allemande, nous n'aurions pas eu tant de victimes à déplorer au cours de cette épidémie.

De même, pour les municipalités, ne vaut-il pas mieux faire tous les frais pour amener de l'eau pure, de l'eau de source, que d'avoir à soigner des malades atteints de la fièvre typhoïde ?

Pour la tuberculose, il est certain que l'on doit engager la lutte surtout sur ce terrain de la prophylaxie.

Comment devient-on tuberculeux ?

Mais à la suite de misères subies, non pas que l'on ait à remplir une fonction trop lourde, mais, en habitant des locaux insalubres, en s'alimentant mal, en se surmenant, ou à la suite de longues maladies ou de lentes convalescences, ou que la durée de convalescence n'ait pas été suffisante ; c'est encore par des excès de toutes sortes : par des excès alcooliques en particulier.

Enfin, c'est non seulement en surmenant son corps, mais même en ne donnant pas à son cerveau, à son système nerveux, toute l'hygiène voulue, n'ayant pas assez de philosophie, de quiétude d'esprit, pour rester fort vis-à-vis du mal.

Les principales causes sont dues en grande partie aux logements dits insalubres, parce qu'il n'y a pas assez d'air et assez de lumière.

C'est une vérité qui a été constatée de tous temps, puisqu'un vieux proverbe persan remontant à plus de 4,000 ans nous dit :

« Là où l'air et le soleil n'entrent pas, le médecin entre souvent. »

En effet, la lumière solaire joue un rôle des plus bienfaisants.

C'est le meilleur et le plus économique des moyens d'assainissement et de désinfection.

De nos jours, après *les travaux de Pasteur* qui nous a fait connaître les microbes, ces êtres infiniment petits, visibles seulement au microscope, et qui non seulement sont les agents de toute fermentation, de toute putréfaction, mais causent les maladies contagieuses, on a pu vérifier scientifiquement la véracité de cet adage.

Vous savez que ces microbes se cultivent dans des milieux ou bouillons de culture propres à chacun : tels que le lait, le bouillon, la gélatine, la pomme de terre, etc. On peut ainsi assister à leur vie, à leur mode de reproduction, à leur mort.

Or, de tous les microbes connus : bacille du choléra, de la tuberculose, de la diphtérie, de la fièvre typhoïde, microbe de la pneumonie, de la peste, j'en passe et des plus dangereux, *pas un ne résiste à l'action du soleil.* Il n'est pas de bouillon de culture, plus ou moins riche en colonies microbiennes, qui, après avoir été soumis à l'action des rayons solaires, ne soit stérilisé.

Vous voyez donc déjà quelle arme puissante nous avons dans le soleil pour la préservation des maladies contagieuses, et la supériorité par exemple des appartements orientés à l'est ou au midi, le danger des alcôves fermées, des sous-sols.

La sagesse des anciens n'avait pas seulement reconnu la salubrité d'une maison à la lumière qui l'inondait, mais encore à l'air qu'on y respirait.

Nous sommes nourris, vous le savez : un tiers par ce que nous respirons, deux tiers par ce que nous mangeons.

Si l'air, cet aliment de vie, ce pain des poumons, se trouve vicié, raréfié, il perd ses qualités respirables.

C'est ce qui arrive dans les logements encombrés, *surpeuplés* (de certains ateliers, bureaux...), qui se trouvent insalubres du fait d'être habités par un trop grand nombre de personnes.

J.-J. Rousseau avait dit : « *L'haleine de l'homme est un poison pour l'homme.* » Ce n'est que trop vrai : l'air expiré est un excrément, et comme tel il sent mauvais, il est toxique. Entre autres expériences faciles à le démontrer, je vous citerai celle-ci :

Brown-Séquard et d'Arsonval font respirer un homme sain en plein air et recueillent l'air qu'il expire dans un tube en verre coudé en forme de V et entouré de glace dans sa partie inférieure. Au bout de peu de temps la vapeur d'eau contenue dans l'air expiré (cette vapeur d'eau que nous voyons sortir de notre bouche par les temps froids) se condense au fond du tube en y retenant les poisons, les toxines exhalées.

On injecte ce liquide à des lapins, à des cobayes, et ceux-ci meurent rapidement empoisonnés.

Vous comprenez ainsi l'importance attachée par les hygiénistes à l'aération de la maison, *aération de jour et de nuit.* Vous savez que dans la cure de la tuberculose pulmonaire, la cure d'air est, avec une bonne alimentation et le repos, la base du traitement. Aux timides, aux timorés que l'idée de coucher la fenêtre ouverte effraierait, on peut dire comme encouragement combien ces malades, du fait seul de l'aération nocturne de la chambre, sans l'intervention d'aucun médicament, voient dès le début disparaître les symptômes graves tels que l'insomnie, les cauchemars, l'oppression, les sueurs pénibles.

L'ouverture de la fenêtre peut être aussi progressive, partir du simple entrebâillement de quelques centimètres pour arriver à la fin de la semaine à l'ouverture complète d'un battant. Du reste, il suffit d'entrer le matin, venant du dehors, dans une chambre qui n'a pas été ventilée de la nuit, pour sentir tout ce que l'air a d'irrespirable et de nauséabond.

Que ceux qui ont été en pension ou à la caserne veuillent bien se rappeler l'atmosphère du dortoir ou de la chambrée le matin à cinq heures, lorsqu'on y rentrait après avoir goûté la pureté de l'air du dehors.

Pour en finir avec ce qui concerne l'entretien hygiénique de la maison, je dois noter la *guerre aux poussières*, qui sont malsaines à respirer. Ce serait de faire le nettoyage par des procédés spéciaux : le balayage humide, soit avec du sable mouillé, de la sciure de bois humide, et même, si l'on est à la campagne, avec de l'herbe mouillée.

Tout ceci a pour but d'empêcher de soulever les poussières.

L'époussetage dans les maisons devrait être proscrit, et l'on devrait toujours essuyer les meubles avec un linge humide ; et pourtant, tout cela a été dit bien souvent, on le sait, mais on oublie de le faire cependant.

Les femmes elles-mêmes, au lieu de porter une robe longue qui fait soulever un nuage de poussière, devraient préférer et mettre en usage la robe trotteuse qui est beaucoup plus hygiénique.

Pourquoi a-t-on ces dernières années cherché à pratiquer le goudronnage des routes, et plus particulièrement depuis la circulation intense des automobiles, sinon pour atténuer dans une certaine mesure les méfaits des poussières ?

Les poussières, surtout celles des villes, sont associées à un grand nombre de microbes de maladies contagieuses.

En pénétrant dans les voies respiratoires jusqu'aux dernières ramifications bronchiques, elles déterminent de l'irritation, de l'inflammation de la muqueuse.

C'est ainsi que se trouvent constitués des rhumes, des bronchites à répétition : sur cette muqueuse irritée viennent se greffer des microbes différents, le plus souvent le bacille de la tuberculose provenant de crachats desséchés.

Et cela s'explique d'autant plus facilement que par l'examen microscopique de ces poussières on voit qu'au lieu d'être mousses, elles sont extrêmement pointues, comme des lances, de toutes petites aiguilles.

Elles sont malfaisantes pour les si délicates cellules ciliées de l'appareil respiratoire qu'elles viennent poignarder : détruisant ainsi ces cellules, elles produisent des ulcérations de la muqueuse, préparent la place où d'autres poussières, porte-bacilles celles-là, viendront se fixer. Elles font l'œuvre du soc de charrue qui entre profondément dans la terre et l'ouvre pour la semence. La semence ici, c'est le microbe et la mauvaise graine par excellence : le bacille de Koch. Ainsi s'expliquent les maladies fréquentes des voies respiratoires dans nos grands centres urbains.

Tout cela vous fait comprendre pourquoi nous faisons la guerre aux poussières, et comment nous redoutons tout ce qui les véhicule ou les fait voltiger.

Il y aurait bien à faire aussi, si cela était possible, la guerre aux fumées des villes : elles n'ont pas seulement l'inconvénient de salir, de noircir les maisons, mais elles sentent mauvais et contiennent des vapeurs et des gaz, produits dangereux, car ils sont asphyxiants et caustiques.

Les fumées contiennent des produits oxycarbonés (oxyde de carbone, acide carbonique), elles renferment des produits soufrés, des produits chlorés, et ce qui plus est, des produits fluorés qui rongent le verre, comme on peut le constater sur des vitres se trouvant sous le vent de cheminées d'usines.

On peut se demander, Mesdames et Messieurs, ce que produit dans les poumons l'inhalation journalière d'une fumée qui corrode le verre.

Peut-être vais-je ainsi paraître faire le procès de la ville !

Mais, il faut bien l'avouer, nous avons tout lieu de nous plaindre d'elle par l'air enfumé et poussiéreux qu'elle nous donne à respirer ; on parle souvent des brouillards de Londres, et de son air opaque et enfumé. Si l'on veut bien y regarder de près, toutes nos grandes cités, Paris, Lyon, Rouen... d'autres villes de notre région à cheminées d'usines, Elbeuf, Bolbec... n'ont rien à envier aux brumes de la Tamise.

Elles ont toutes l'épaisse calotte de brume, faite à la fois de brouillard et de fumée. Et au point de vue de la prophylaxie de la tuberculose, terrain spécial sur lequel nous nous plaçons ici, l'habitat des villes ne saurait soutenir un instant la comparaison avec la vie aux champs.

Dans la lutte pour la santé, *l'hygiène alimentaire* tient une place prépondérante. Dans ces dernières années, des travaux fort importants ont démontré que l'alimentation moderne ruine la santé de l'individu comme la vigueur de la race. Aussi, tant en France qu'à l'étranger, assistons-nous à une évolution, à une véritable *réforme alimentaire*.

La viande dont nous usons, dont nous abusons de plus en plus, n'est pas une nourriture, c'est un empoisonnement continu et répété (Huchard).

L'abus de la viande et des *excitants* tels que le vin, l'alcool, le thé, le café, ont fait le mal de notre époque : *l'arthritisme*, avec ses manifestations multiples : troubles digestifs, coliques hépatiques, coliques néphrétiques, diabète, obésité, goutte, rhumatisme, varices, asthme, migraine, eczéma... pour ne citer que les principales.

Toutes ces affections assez dissemblables en apparence sont cependant sœurs.

Elles sont filles d'une même mère : l'arthritisme.

La nature nous enseigne, et l'expérience nous démontre, à travers le monde et les siècles, que l'humanité s'est toujours nourrie de pain, de féculents, de corps gras, de laitages, de légumes et de fruits, n'attachant aux excitants, et particulièrement à la viande, qu'une importance secondaire.

Le plus grand reproche qu'on peut faire à la chair animale, viande ou poisson, c'est sa rapide putréfaction.

Dans les quelques heures qui suivent la mort, et bien avant que l'odorat puisse dépister les phénomènes de la putréfaction, des colonies microbiennes envahissent les tissus du cadavre et sécrètent des poisons ou toxines dont la virulence est très grande. Ce sont ces toxines qui constituent tout le danger des piqûres anatomiques chez les médecins ou les étudiants qui font des autopsies, ou des piqûres que peuvent encore se faire les bouchers avec leurs instruments de travail : l'inoculation de ces colonies microbiennes peut amener des accidents rapidement mortels.

La chair animale, déjà toxique par elle-même, le devient encore plus à la suite des *phénomènes de décomposition* qu'elle subit dans l'intestin : les produits irritants de cette putréfaction, ces déchets, passent dans le sang, irritent tous les organes.

Vous pouvez déjà vous rendre compte comment, en agissant spécialement sur tel organe, les toxines d'origine animale amèneront une de ces maladies si fréquentes dans nos temps modernes, où l'on abuse tant de la viande. Du côté des *voies digestives*, les premières en contact avec le poison, un état de perpétuelle inflammation, des *entérites* ou inflammation de l'intestin, et cette *appendicite*, inconnue des peuples végétariens.

L'intoxication des *centres nerveux* amène ces névroses, cet état de *neurasthénie* ou d'épuisement de la cellule nerveuse, si fréquent de nos jours, qui pousse à l'emploi des excitants tels que le café, le thé, l'alcool.

Enfin, la présence de ces toxines *dans le sang* détermine l'irritation du *cœur* et des *vaisseaux* : artères ou veines. Ainsi se constitue *l'artério-sclérose*, ou durcissement des artères, transformation d'un tube souple, élastique comme un caoutchouc, en un tube dur, rigide, friable.

Avec l'artério-sclérose c'est la vieillesse prématurée et son cortège de misères. Aussi, rien de plus vrai que cet adage en médecine : « *On a l'âge de ses artères.* »

Ces toxines, après avoir parcouru, avec le sang qui les contient, tous les différents organes du corps et y avoir laissé une trace plus ou moins nocive de leur passage, se trouvent éliminées par les *reins* et rejetées au dehors par les urines. Les reins eux aussi pâtissent à la longue de ce contact avec des produits irritants : d'où des *néphrites*, des *albuminuries*, et par suite de l'insuffisance rénale, des accidents graves de *l'urémie*, qui sont de plus en plus fréquents à notre époque de régime carné à outrance.

Pour bien des gens persiste encore malheureusement le *préjugé sur la viande* : ils s'imaginent qu'elle est la source de santé et de vigueur, qu'elle est un élément de force musculaire et de résistance au travail, à l'effort, à la fatigue. Or, il en est tout autrement. *Plus on mange de viande, moins on a de résistance musculaire, moins on a d'énergie, plus vite arrive l'essoufflement.* Il suffit pour être fixé sur cette question de regarder ce que font les *hommes de sport*. Qu'il s'agisse de courses de fond ou de vitesse, qu'il s'agisse d'un effort intensif dans un court moment ou pendant de longues heures, tous ont bien soin, mûris par l'expérience, d'éviter les aliments toxiques, viande et alcool, pour recourir exclusivement aux seuls producteurs d'énergie : les féculents, les corps gras, le sucre.

Du reste, en regardant autour de nous, ne voyons-nous pas le bœuf de travail, le cheval, puiser dans les céréales une énergie, une puissance que ne sauraient trouver dans la viande des carnassiers tels que le lion, le tigre, le loup, le renard. Ces derniers sont tout au plus capables d'efforts de peu de durée, séparés par de longues périodes de sommeil dues à leur alimentation toxique, ce qui explique également leur vie beaucoup plus brève.

Enfin, cette chair des animaux carnassiers est tellement imprégnée de toxines qu'il nous serait impossible de la manger.

D'ailleurs, ce besoin de chair animale n'est pas universellement répandu : *dans le monde entier les deux tiers de la population ont une alimentation végétarienne.*

Et si la viande est un aliment excitant plutôt que nourrissant, donnant un coup de fouet à l'organisme comme peuvent le faire le café, l'alcool, il ne faut pas oublier qu'elle a deux torts principaux : d'être *toxique* d'abord, et ensuite d'un *prix fort élevé*.

On ne peut faire du moins le même reproche aux *féculents* : qu'il s'agisse du pain ou des pâtes alimentaires tirées des céréales : blé, seigle, orge, avoine, riz, maïs ; qu'il s'agisse des légumes verts ou farineux. Il en est de même des corps gras, des laitages, des fruits, du sucre.

Ce sont les vrais aliments énergétiques, c'est-à-dire capables d'entretenir nos tissus et de fournir l'énergie dépensée dans la contraction musculaire.

Ils sont doublement précieux : car *fort nourrissants*, ils sont *bon marché*.

Le professeur LANDOUZY, Doyen de la Faculté de Médecine de Paris, dans un travail fort documenté : « *Enquête sur l'alimentation d'une centaine d'ouvriers et employés parisiens* », a démontré combien cette alimentation est : irrationnelle, insalubre, dispendieuse.

Ces fautes d'hygiène alimentaire on ne saurait les reprocher au travailleur : qui donc lui a jamais appris la valeur nutritive et marchande des aliments usuels, le côté nuisible de quelques-uns ? Le plus souvent son goût personnel et la routine lui tiennent lieu de guide.

Laissez moi tirer de ce travail quelques conclusions pratiques que vous pourrez utiliser pour le mieux de votre santé et de votre bourse.

Dans les métiers fatigants de l'homme on ne peut que confirmer et généraliser ces *repas supplémentaires* réparateurs : goûter, collation, casse-croûte (peu importe le nom), qui obligent à une *pause* nécessaire de quelques minutes. Il va sans dire que dans les ateliers de femmes pareille bonne habitude serait utile.

Le *petit déjeuner* du matin est indispensable. La première chose à faire en se levant, avant tout travail et tout effort, est de manger. Notre machine humaine, tout comme un moteur, a besoin, avant la mise en route, d'un combustible énergétique, c'est-à-dire fournissant l'énergie musculaire. Il ne s'agit pas de prendre cette insuffisante tasse de café, trop souvent, hélas ! additionnée d'alcool, mais de prendre un potage chaud, abondant, préparé de la veille. Il pourra très avantageusement être additionné de sucre, sur la valeur nutritive duquel nous insisterons plus loin. Enfin, ce potage pourra être suivi de fruits cuits ou crus, ou de pain avec beurre ou fromage. C'est alors que, dans la saison froide surtout, nous admettrons pour compléter ce repas une infusion très chaude de thé ou café. Ainsi réconforté, le travailleur ne connaîtra pas la pénible mise en train et les défaillances à la fin de la matinée qui sollicitent le coup de fouet de l'apéritif ou de tout autre excitant nuisible.

Une catégorie notable d'aliments, les *légumes secs* : haricots, pois, lentilles, les *pâtes alimentaires* : nouilles, macaroni, semoules, le riz, etc., se trouve à tort dédaignée et délaissée. *Ces aliments sont des réservoirs considérables d'énergie et de calorique.* Ils offrent encore l'avantage d'être aussi sains que peu coûteux. Ce sont les meilleurs succédanés de la viande, qu'ils peuvent suppléer avec avantage, comme cela existe dans de nombreuses populations, qui n'ont pas comme nous ce fameux *préjugé du boucher*.

Un autre grand méconnu, et pourtant aliment de premier ordre, est le sucre ! C'est le *type de l'aliment nutritif, sain, économique ; très rapidement utilisable* par l'organisme, le sucre doit entrer dans l'alimentation de l'homme qui travaille de ses muscles. Vous savez du reste combien ses propriétés nutritives ont été reconnues par les *armées* en manœuvre ou en campagne, quel rôle le sucre arrive à jouer de plus en plus dans l'*alimentation du bétail*. Savez-vous, par exemple, que dix morceaux de sucre, au point de vue de l'énergie, équivalent à un demi-litre de bon vin ordinaire. Ces dix morceaux, revenant à peine à cinq centimes, coûtent environ cinq fois moins que le vin ; quatre morceaux de sucre nourrissent plus que 100 grammes de viande (Landouzy).

Vous savez que dans ces dernières années les hygiénistes ayant démontré tout l'intérêt qu'il y aurait à voir la classe ouvrière bénéficier un peu plus des aliments sucrés, obtinrent le dégrèvement des impôts sur le sucre. Si bien qu'aujourd'hui, parmi les aliments riches, il est devenu un des moins chers. N'est-ce pas le plus bel éloge qu'on puisse en faire ? Car, par les temps qui courent, supprimer un impôt est devenu chose aussi rare que de voir tomber la tête d'un assassin.

De ce que je viens de vous dire sur le sucre, on doit conclure que les *pâtisseries de ménage, gâteaux, confitures, entremets sucrés, biscuits,* devraient entrer bien plus dans l'alimentation populaire. On les croit à tort privés de valeur nutritive, on les juge comme des *futilités,* bonnes tout au plus pour les riches. Tout au contraire, par la farine, les œufs, le sucre, le beurre ou la graisse qu'ils contiennent, c'est-à-dire aliments de force de premier ordre, on y trouve une valeur alimentaire considérable et insoupçonnée de la plupart des gens. C'est ainsi que le professeur Landouzy, auquel j'emprunte les chiffres suivants, démontre qu'un kilog. de biscuits, payé 1 fr. 60 chez un pâtissier-boulanger, contient une valeur énergétique de 4,200 calories qu'on ne pourrait trouver que dans 4 kilog. 200 d'aloyau valant à Paris près de 13 francs.

Ajouterai-je que ce qui rend souvent l'alimentation de l'ouvrier irrationnelle et dispendieuse, c'est le chapitre des boissons ? Que de fois on a vu, dans les restaurants, l'apéritif, le litre de vin, le café, l'eau de-vie, figurer sur l'ardoise pour les deux tiers des frais dans un modeste repas où la place faite aux réels aliments solides était par trop insuffisante.

Dans l'hygiène alimentaire nous devons nous rappeler que le bacille de Koch, en pénétrant en nous par le tube digestif, y détermine le plus souvent la tuberculose de l'intestin, du péritoine (carreau).

Cette pénétration peut se faire par les poussières déposées à la surface des denrées alimentaires : fruits, pâtisseries, que l'on voit de nos jours encombrer de plus en plus les rues. Au nom de l'hygiène, nous ne pouvons que déplorer ces étalages établis en plein trottoir, où les victuailles de toutes sortes se trouvent criblées de poussières soulevées par les voitures et par les piétons.

Nous avons encore à nous défendre contre les dangers de contagion que peuvent nous faire courir les animaux tuberculeux qui servent à notre alimentation.

Le lait des vaches tuberculeuses peut contenir des bacilles : ne buvons que du lait bouilli, car l'ébullition tue les microbes.

Il ne suffit pas que le lait monte, il faut que l'ébullition soit prolongée de 4 à 5 minutes ; pour cela il est nécessaire d'enlever avec une cuillère la petite pellicule qui se forme au-dessus du lait au moment où il monte.

On peut boire le lait cru d'une vache qui a été éprouvée à la tuberculine ; la tuberculine est un liquide qui permet de reconnaître la tuberculose du bétail, et cela par l'injection de la tuberculine.

A l'aide d'une petite seringue surmontée d'une aiguille creuse on injecte sous la peau des animaux quelques centimètres cubes de tuberculine. Quand ils sont tuberculeux, cela leur donne de la fièvre ; quand au contraire l'animal est sain, la fièvre n'apparaît pas. L'essai méthodique à la tuberculine, régulièrement pratiqué par des vétérinaires, permet d'abattre à temps les bêtes tuberculeuses, de désinfecter les étables et d'éviter la propagation à tout le troupeau.

Nous pouvons encore contracter la tuberculose par la viande, et spécialement les viscères d'animaux tuberculeux (rognons, foie). Une cuisson suffisamment prolongée nous mettra à l'abri.

Il n'y a pas que l'hygiène des aliments qui laisse à désirer, et notre plus grand ennemi c'est l'alcoolisme.

Les méfaits de l'alcool ont une marche progressive facile à constater dans les hôpitaux, dans les asiles d'aliénés, dans les conseils de révision et lors du recensement de la population.

Les progrès de l'alcoolisme s'accentuent d'année en année, et c'est la Normandie qui vient en tête de toutes les provinces de France pour la consommation de l'alcool.

C'est principalement dans notre région de France, dans la Seine-Inférieure, l'Eure et le Calvados, que l'on boit de plus en plus.

En parlant de l'alcoolisme, je n'ai pas en vue, cela va sans dire, l'usage des boissons dites hygiéniques, et je ne viens pas vous dire qu'il ne faut boire que de l'eau.

Par exemple : que les gens de notre région boivent du cidre, les habitants du Nord de la bière, et ceux du Midi du vin, le tout en quantité modérée, cela va de soi.

Mais, surtout, ce que l'on ne devrait pas prendre, ce sont les apéritifs.

Les apéritifs contiennent des essences qui ont une très grande toxicité; de plus, étant prises à jeun, ces boissons sont plus rapidement absorbées, elles déterminent une intoxication spéciale qui porte le nom d'absinthisme ou aromatisme, et qui est une forme aggravée de l'alcoolisme. Par leur action propre, sans le concours de l'alcool, ces essences ont créé des désordres nouveaux. Grâce à elles, il y a des modalités, des formes nouvelles de l'alcoolisme, Elles l'ont orienté vers les formes les plus graves, elles ont changé complètement la mentalité du buveur des temps modernes.

Par elles-mêmes, elles peuvent le faire passer par toutes les phases de l'ivresse, de la dépression, de la torpeur, de l'hébétude, ou le pousser jusqu'à l'excitation la plus violente, jusqu'à la crise épileptique, le délire ou la folie.

Et quand on pense que la France boit à elle seule autant d'absinthe que le reste du monde entier.

En 1885, il se consommait 5,773,000 litres d'absinthe par an en France; en 1905, le chiffre dépassait 30,000,000. On a pu dire avec raison que la présence de Français dans un pays se reconnaît à la consommation d'absinthe qui s'y fait. L'absinthe suit nos coloniaux : dans toutes nos conquêtes de continents nouveaux, à peine le pavillon français flotte-t-il sur un territoire, qu'on voit débarquer avec d'autres bagages des caisses d'absinthe. Et cependant que de victimes a-t-elle faites, bien plus que le climat et les fièvres ! En Afrique, lors de la conquête de l'Algérie, elle nous a tué plus de soldats que les balles d'Abd-el-Kader.

L'intoxication produite par l'absinthe est complexe : elle est due en grande partie à l'alcool impur dont le goût détestable est marqué par les essences nombreuses dont on distingue environ neuf variétés, et qui constituent la partie la plus toxique. On s'explique comment, grâce à ses nombreux bouquets, l'absinthe peut renfermer des alcools de mauvaise qualité et servir de dépotoir à tous les résidus de la distillation.

On vous dira qu'avant 1870 l'habitude de l'apéritif n'existait pas, il n'y avait que quelques personnes qui prenaient leur absinthe; dans ces dernières années, prendre l'apéritif est devenu une habitude courante, ou plutôt une nouvelle mode.

L'abus de ces consommations détériore l'estomac, le cerveau, le foie, l'intestin, les artères.

Mais, surtout, ce que l'on peut dire, c'est que ce sont les alcooliques qui sont les plus disposés à la tuberculose.

Si l'alcoolisme et l'absinthisme ont des caractères communs : pituite matinale, rêves terrifiants, insomnie, etc., l'absinthisme vise plutôt les *facultés mentales*; le buveur de boissons à essences tombe vite dans la démence et l'abrutissement.

La surexcitation du système nerveux se traduit par du *tremblement* précoce, des *crampes douloureuses* dans les mollets, des névrites, et finalement une *paralysie* des membres inférieurs.

Le *sommeil* pénible est coupé de cauchemars terrifiants : les animaux rampants, les serpents, les rats, les souris, les abîmes, les précipices y occupent une place importante.

Le malade devient irritable, inquiet, méchant, porté aux hallucinations homicides. En quelques années, le *client* de la verte est bon pour le *cabanon*. Ces délires impulsifs, sous l'empire desquels se commettent tant de crimes et de suicides, alimentent chaque jour les faits divers des journaux.

Tandis que le buveur de vin a la face *enluminée*, les jours rubicondes, le nez bourgeonnant et vermeil, le buveur d'absinthe a le teint hâve, les traits tirés : un état maladif brille dans ses yeux, indiquant la fièvre intérieure qui le consume.

L'alcoolisme, et surtout l'absinthisme, sont les grands pourvoyeurs de la *tuberculose*. Tandis que la sobriété sauvegarde la vigueur et la santé, l'alcoolisme constitue *l'agent le plus formidable* de faiblesse et de dégénérescence, laissant l'individu, comme sa descendance, sans résistance aux maladies, à la contagion tuberculeuse en particulier.

Le professeur Landouzy, en disant : « *l'alcoolisme fait le lit à la tuberculose* », et le professeur Hayem, en disant : « *la phtisie se prend sur le zinc* », ont chacun condensé dans une formule différente le même axiome.

Dans les hôpitaux, sur 100 tuberculeux se rencontrent 70 à 80 alcooliques.

D'ailleurs, l'alcoolisme n'engendre pas seulement la tuberculose; il augmente également le nombre des *criminels* et des *aliénés*.

Aussi, voit-on, dans un pays où la consommation de l'alcool augmente progressivement, croître dans une même proportion le nombre des *crimi-*

nels dans les prisons, le nombre des *tuberculeux* dans les *hôpitaux*, et le nombre des *fous* dans les asiles d'aliénés.

Si bien que si on représente par une ligne croissante le nombre d'hectolitres d'alcool consommés dans une région, un département, vous pouvez, sans crainte de vous tromper de beaucoup dans votre statistique, établir trois autres lignes parallèles pour représenter le nombre de *tuberculeux*, de *crimes* ou *délits*, ou de cas de folies.

Sur *cent* assassinats, meurtres et actes de violences commis sur des personnes, 88 ont pour auteurs des alcooliques.

L'alcool ne détruit pas seulement l'individu, il pervertit sa descendance ; des fils d'alcooliques il ne fait pas seulement des épileptiques, des idiots, des arriérés, il fait aussi des candidats à la tuberculose. Plus du tiers des enfants d'alcooliques meurent tuberculeux.

L'alcoolisme est un fléau social, et il est grand temps de s'occuper spécialement de ce danger.

Il est croissant comme je vous le disais tout à l'heure, et aujourd'hui il y a 500,000 cabarets en France.

A Paris, sur 100,000 maisons, il y a 33,000 cafés, ce qui fait une moyenne d'un café pour trois maisons, et l'on trouve qu'il n'y en a pas encore assez, puisque dans les trains de la banlieue de Paris on a installé des wagons-bars de Paris à Saint-Germain, de Paris à Versailles, et sur les trains de ceinture. Est-ce que vraiment l'on se figure que l'on ait encore soif, pour les 15 à 20 minutes que l'on passe dans ces trains ?

Aujourd'hui, on se plaint que l'agriculture manque de bras : sur les 21,000 débitants et cafetiers que compte notre département de la Seine-Inférieure, je verrais sans inconvénient pour ma part bon nombre de ces gens occupés toute la journée à verser du poison à leurs semblables retourner à la campagne et mettre la main à la charrue. A tous points de vue, l'humanité y gagnerait.

Au nombre des causes prédisposant à la tuberculose, on cite souvent le surmenage.

Ne croyez pas que l'ouvrier tombe tuberculeux parce qu'il est surmené ; la loi sur la réglementation du travail dans les ateliers, dans les usines, fait que l'ouvrier ne travaille que 10 à 11 heures par jour.

Mais ce que j'ai remarqué particulièrement, c'est la non observance du repos dominical, ou pour ceux qui doivent travailler le dimanche, du repos hebdomadaire.

Ces ouvriers, qui vont se coucher tard dans la nuit après avoir été au café, au théâtre ou au cirque, après avoir été aux petites fêtes, ce qui arrive malheureusement trop souvent pour certains, sont obligés d'être à 6 ou 7 heures du matin à l'usine, à l'atelier.

Voilà ce qui cause le surmenage, car les journées de 10 ou 11 heures de travail n'ont jamais favorisé la tuberculose.

Les causes de surmenage qui prédisposent à la tuberculose sont assez nombreuses.

Ainsi, par exemple, à la suite d'une longue maladie, comme la fièvre typhoïde, c'est de ne pas avoir consacré à la convalescence un temps suffisant.

Prenons le cas d'un soldat qui vient d'être soigné à l'hôpital d'une fièvre typhoïde. Une fois guéri, on lui octroie en général un mois de congé; avec cela il doit bien se remettre de sa maladie infectieuse; mais si au lieu de se reposer il emploie mal ce temps, si pour gagner quelque argent il se met d'emblée à travailler, il reviendra à la caserne fatigué, non complètement remis, amoindri, n'ayant pas fait une convalescence en règle ; la tuberculose, qui semble toujours guetter les faibles, aura facilement prise sur lui.

Cette nécessité du repos s'impose après toutes les maladies graves, les longues suppurations, qui exigent une longue convalescence. Même utilité de repos pour les femmes en couches, et qui surtout peuvent se trouver épuisées par des grossesses antérieures, nombreuses ou rapprochées.

Le repos ne suffit pas : le convalescent, s'il ne sait pas par une bonne alimentation réparer les brèches faites par la maladie, verra augmenter sa prédisposition à la tuberculose.

Les enfants des tuberculeux, dès qu'ils sont malades, devraient être l'objet d'une surveillance spéciale et mis au repos.

Encore une fois, dans la lutte contre la tuberculose, ce que l'on arrivera à obtenir, et ce qui donnera le plus beau résultat, c'est la prophylaxie.

Pourquoi le tuberculeux est-il dangereux ?

Il est dangereux par ses crachats.

Le crachat, voilà l'ennemi; sa dissémination est réellement le danger. Et cela parce que les crachats de tuberculeux contiennent un nombre infini, des milliers de bacilles. Les calculs de Heller indiquent qu'un pauvre malade peut expectorer 1 milliard 200 millions de bacilles par jour; jugez du danger que fait courir à ses semblables le poitrinaire qui, déambulant partout, crache par terre.

C'est ainsi que journellement se trouvent contaminés tous les lieux publics : gares de chemins de fer, voitures publiques, hôtels, ateliers, salles de spectacle, les écoles, les casernes.

Mais l'usage du crachoir de poche permet de collecter les crachats et de faire ensuite la stérilisation. Si l'on ne veut pas adopter ce crachoir de poche, que les mouchoirs soient désinfectés, et ce n'est pas au prix de dépenses folles. Une ébullition pendant 20 minutes dans de l'eau additionnée de cristaux de soude suffira.

On peut aussi employer pour désinfecter les crachoirs et les mouchoirs contaminés de l'eau additionnée pour un litre d'une cuillère à soupe de couperose bleue ou sulfate de cuivre, ou de couperose verte ou sulfate de fer.

D'autres produits peuvent être aussi employés ; mais ceux-ci sont très très actifs pour désinfecter tous les objets contaminés, et de plus, vu l'extrême modicité de leur prix, la stérilisation des crachats d'un tuberculeux pratiquée chaque jour revient à un prix très minime.

Il ne me reste plus à vous parler, Mesdames et Messieurs, que d'œuvres qui, comme l'*Association Rouennaise pour la préservation de la tuberculose*, concourent toutes à lutter contre la tuberculose, et doivent par conséquent solliciter l'attention et s'attirer les encouragements de ceux qu'intéresse ce grave problème social :

Tout d'abord, le sanatorium quel qu'il soit, avec ou sans altitude, en campagne, dans la forêt ou à la mer.

Tout tuberculeux devrait trouver le moyen de passer quelque temps, quelques semaines au moins, au sanatorium pour y apprendre à se soigner.

Le traitement de la tuberculose est de longue durée et complexe. Et l'hygiène respiratoire, la cure d'air, l'hygiène des crachats, de l'alimentation, la cure de repos, tout cela ne s'apprend bien qu'au sanatorium qui devient une école indispensable à l'éducation du tuberculeux.

Mais beaucoup d'autres œuvres ont leur utilité dans la lutte contre la tuberculose.

Les Sociétés protectrices de l'Enfance, les Œuvres de Gouttes de Lait, qui font donner à l'enfant du bon lait lorsque la mère ne peut pas le nourrir, les Sociétés de Charité maternelle, qui assistent les femmes en couches, n'accordant de préférence leurs subsides qu'aux femmes qui nourriront leur enfant, leur disant : « Vous toucherez une rétribution, mais donnant donnant, nourrissez votre enfant. »

Ces Sociétés sont à encourager : leur vrai rôle est de combattre l'effrayante mortalité infantile et de donner aux enfants une plus-value de santé qui leur permettra de débuter dans la vie avec toutes chances de résister à l'assaut des diverses maladies.

Les jardins ouvriers jouent aussi un rôle prophylactique important, et ces petits coins de terre concédés à des ouvriers, quelle que soit leur exiguïté, arrivent à jouer un rôle immense dans la vie de toute une famille.

L'ouvrier, lorsqu'il a terminé sa journée, au lieu d'aller s'enfermer au café une partie de la soirée, ou encore lorsqu'il a un jour de repos, va avec sa famille dans le petit coin de terre qui lui est réservé, pour y respirer un air pur.

Il peut aussi y récolter les quelques légumes nécessaires à la consommation familiale.

Nous devons donc encourager ces œuvres de jardins ouvriers ; avec très peu d'argent elles sont utiles à toute une famille, combattent l'alcoolisme, donnent le goût de l'épargne et apprennent l'alimentation hygiénique par les produits de la terre, comme je vous le disais tout à l'heure.

Etant donné l'ignorance habituelle de l'ouvrière en matière d'hygiène alimentaire, on doit recommander dans les œuvres post-scolaires, dans les patronages, *l'enseignement ménager*. Il apprendra aux fillettes, futures ménagères, la bonne tenue du logement, la sage administration du budget domestique, l'alimentation rationnelle et économique, l'hygiène et la prophylaxie des maladies évitables.

Ce sont encore des œuvres telles que l'*Assistance par le travail*, qui permet aux ouvriers sans emploi, victimes du chômage, de gagner un franc pour quelques heures de travail; pour modique que soit la somme, c'est de quoi les empêcher de mourir de faim.

Or, nous savons que les longues privations, l'insuffisance alimentaire, en déminéralisant les tissus de l'organisme, les rendent favorables à l'éclosion du germe de la tuberculose.

Parmi toutes ces œuvres que je vous signale, je n'aurais garde d'omettre les différentes Sociétés de Secours mutuels qui apprennent au travailleur à économiser de l'argent pour ses vieux jours.

Ces Sociétés de Secours mutuels donnent par exemple à l'ouvrier la gratuité des soins et des médicaments pendant la maladie, elles lui assurent la sécurité des vieux jours en lui servant en moyenne une rente de 300 francs; certaines donnent un secours au moment de l'accouchement de la femme, consentent des prêts d'honneur qui permettent de faire face à des dépenses soudaines, imprévues, et d'écarter momentanément la gêne et toutes ses conséquences néfastes.

Ces Sociétés de Secours mutuels, par les nombreux avantages qu'elles accordent, méritent donc d'attirer l'attention des ouvriers, et c'est pour eux faire une bonne affaire et un acte de sage prévoyance que de s'y affilier.

Après vous avoir parlé, Mesdames et Messieurs, de toutes ces œuvres qui, en améliorant le sort de l'individu, en le défendant contre les misères, la maladie, constituent un puissant armement anti-tuberculeux, je ne puis que rendre hommage aux Colonies de Santé qui, comme la Colonie de Santé du Mesnil-Esnard, à l'ouverture de laquelle nous convie aujourd'hui l'*Association Rouennaise pour la préservation de la tuberculose*, contribuent à améliorer la santé d'enfants débiles par un séjour de plusieurs semaines à la campagne.

Vous savez déjà les résultats surprenants obtenus par cette vie active au grand air, et vu la somme relativement peu élevée nécessaire pour transformer ainsi un enfant débile en un enfant vigoureux, ceci doit militer particulièrement en faveur des Colonies de Santé; par ces œuvres d'hygiène sociale, en s'y intéressant chacun dans la limite de ses ressources, nous pourrons soutenir la lutte contre la tuberculose, contre ce fléau dont la marche est envahissante.

Rappelez-vous ce chiffre, qui est réellement navrant, de 150,000 tuberculeux mourant chaque année en France.

La tuberculose s'attache aussi bien aux personnes d'un certain âge qu'aux enfants.

Elle touche à toutes les classes de la société.

Pour beaucoup de vieillards, c'est une façon de terminer leur existence.

Il n'est pas de famille qui ne lui ait payé son tribut, et, pour cette raison, elle ne doit laisser aucun de nous indifférent.

ROUEN, IMP. LECERF FILS.